# RÉFLEXIONS ET OBSERVATIONS

SUR UN POINT DE

# L'HISTOIRE DU CATHÉTÉRISME,

PAR M. LE Dr J. BÉNIQUÉ.

PARIS,

IMPRIMERIE ET LIBRAIRIE ADMINISTRATIVES

DE PAUL DUPONT,

RUE DE GRENELLE-SAINT-HONORÉ, N° 55.

1846

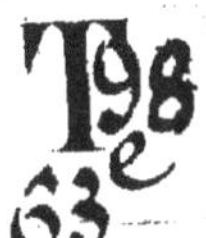

# RÉFLEXIONS ET OBSERVATIONS

SUR UN POINT DE

# L'HISTOIRE DU CATHÉTÉRISME,

**PAR M. LE D^r J. BÉNIQUÉ.**

PARIS,

IMPRIMERIE ET LIBRAIRIE ADMINISTRATIVES

DE PAUL DUPONT,

RUE DE GRENELLE-SAINT-HONORÉ, N° [illegible]

1846

# RÉFLEXIONS ET OBSERVATIONS

SUR UN POINT DE

# L'HISTOIRE DU CATHÉTÉRISME.

On a beaucoup écrit sur le cathétérisme, et cependant cette opération, si simple en apparence, mériterait encore, ce me semble, d'être sérieusement étudiée. Dans cet article, je me proposerai pour but de discuter quels sont les avantages que peut offrir, selon les diverses indications qu'il s'agit de remplir, un cathéter plus volumineux à son extrémité que dans le reste de sa longueur, régulièrement cylindrique, ou de forme conique.

*De l'emploi des cathéters plus volumineux à leur extrémité que dans le reste de leur longueur.* — Existe-t-il une limite au delà de laquelle on ne doit pas diminuer le diamètre des cathéters rigides? Lorsque l'on approche de cette limite, quels sont les inconvénients à redouter? Quelles précautions faut-il prendre pour les éviter?

On introduit dans l'urètre des instruments rigides d'un petit diamètre pour faciliter l'écoulement de l'urine retenue dans la vessie, ou bien pour dilater un ou plusieurs points rétrécis.

Le premier cas offre, en général, beaucoup plus de difficultés que le second. Dans celui-ci, il y a peu d'incertitude sur la route à suivre, et presque toujours des introductions préalables de bougies flexibles ont simplifié la tâche.

Dans l'autre cas, les conditions ne sont plus les mêmes. Le plus ordinairement, il s'agit de retrouver un conduit délié, obstrué momentanément par des causes diverses. C'est alors principalement que des médecins, dont je suis loin de blâmer la prudence, ne voient pas sans appréhension faire des explorations avec des instruments rigides d'un petit diamètre.

Je partagerais entièrement leur réserve, s'il n'existait un moyen fort simple qui permet de donner au cathétérisme pratiqué avec de petits instruments toute la sûreté que peut offrir, pour cette opération, un plus grand volume des sondes.

On objecte principalement à l'emploi des petits instruments le danger des fausses routes. Ceci revient à dire : Les connaissances anatomiques sont insuffisantes pour diriger l'opérateur dans chaque cas particulier; pour lui donner la certitude qu'il restera toujours dans le trajet réel; et, s'il exerce la plus légère pression, il doit craindre de s'engager dans les parois de l'urètre auxquelles la maladie a probablement fait perdre leur consistance naturelle.

Ce raisonnement est d'une incontestable justesse. Essayons donc de suppléer à l'insuffisance des données anatomiques.

Lorsque, après bien des tâtonnements infructueux pour faire pénétrer dans la vessie une bougie flexible, cylindrique, d'un petit diamètre, vous recommandez au malade de la laisser à demeure un certain temps dans l'urètre, dans quel cas principalement attendez-vous de cette pratique un bon résultat? C'est quand la bougie semble serrée dans un point d'où vous ne la retirez pas sans un certain effort, quoique néanmoins vous ne puissiez le lui faire dépasser. Car vous avez acquis la certitude qu'elle est bien engagée dans le rétrécissement.

Cette sensation d'étreinte est d'une grande

importance aux yeux des personnes auxquelles la pratique du cathétérisme est familière. Maintes fois alors il nous arrive de regretter que la bougie n'ait pas un peu plus de roideur. Il semble que si elle pouvait transmettre sur le point rétréci une légère pression, elle pénétrerait dans la vessie.

Revenons maintenant au cathéter rigide, que je supposerai du diamètre de 3 millimètres. J'admets qu'après des essais plus ou moins prolongés il a dépassé le point qui lui faisait obstacle, et qu'il donne à la main de l'opérateur la sensation d'étreinte. Ce signe sur lequel j'insistais tout à l'heure avec intention a beaucoup perdu de sa valeur. En effet, il nous apprend simplement que le cathéter est serré sur un point de sa longueur. Mais oserons-nous exercer sur lui la plus légère pression? Non certainement, car nous ignorons à quelle distance de son extrémité vésicale il est serré.

Dans la première hypothèse, cette incertitude était sans importance, et la portion de bougie flexible qui avait dépassé le rétrécissement devait, en raison de sa souplesse, s'insinuer d'elle-même dans la véritable voie, ou sinon ne pouvait-elle pas nuire. Avec les instruments rigides, le problème est bien différent, car il faudrait ici savoir deux choses : 1° que le cathéter est engagé dans le rétrécissement; 2° que son extrémité ne s'écarte pas de la direction de l'urètre si souvent accidentée par le fait de la maladie. Or, nous avons pris pour exemple un cathéter représentant un cylindre de 3 millimètres. Supposons qu'à partir de 10 millimètres de son extrémité vésicale, son diamètre diminue brusquement, et que de là jusqu'à son pavillon il n'ait que 2 millimètres. Assurément, son introduction ne sera matériellement ni plus ni moins difficile que précédemment ; car, partout où la partie antérieure aura passé, la postérieure suivra aisément. Mais désormais toute incertitude aura disparu ; suivons en effet la marche de cet instrument. Il rencontre un obstacle : par des tâtonnements exécutés avec patience et légèreté, souvent fort longs, mais presque toujours exempts de douleur, on l'engage dans un rétrécissement. Dès qu'il y est parvenu, on peut, sans la moindre appréhension, exercer sur lui une faible pression, car la sensation d'étreinte ne saurait être attribuée à un point quelconque de sa longueur, mais uniquement à son extrémité, et l'on est en droit d'affirmer que celle-ci est bien dirigée. Aussitôt que le rétrécissement (dont on apprécie en quelque sorte ainsi la longueur) est franchi, la main perçoit un léger soubresaut indiquant que la partie la plus étroite de l'instrument y pénètre à son tour. Dès lors, le cathéter chemine plus librement, et si plus loin il rencontre d'autres difficultés, elles sont franchies avec la même sûreté.

Il y a fort longtemps que j'ai adopté cette manière de procéder. Je l'ai décrite dans un Mémoire publié en 1838. Mais si quelques-unes des idées que j'émis à cette époque ne furent pas suffisamment justifiées par la pratique, le contraire arriva pour celle-ci.

L'expérience m'a appris que les explorations faites avec le cathéter que je viens de décrire occasionnent fort peu de douleur. J'ai vu, en outre, que, pour faire cesser une rétention d'urine, il n'est pas aussi absolument nécessaire que je l'aurais pensé de laisser une sonde dans la vessie. Ainsi, j'ai rencontré plusieurs cas analogues à celui-ci :

« M. X....... éprouvait depuis longtemps de la difficulté à uriner. Il m'avait souvent parlé de ses souffrances, mais il éloignait toujours l'époque à laquelle il comptait entreprendre un traitement sérieux.

« Il y a deux ans environ, il fut atteint d'une rétention d'urine complète. A part le cathétérisme, j'avais dans ce cas particulier tous les signes les plus rationnels d'un rétrécissement fort étroit. J'apportai donc, en allant le voir, des bougies filiformes, de petites sondes et un cathéter.

« Les bougies coniques s'arrêtèrent à 13 centimètres du méat. Là, elles occasionnèrent, malgré leur souplesse, une douleur assez vive qui me détermina à abréger les essais de ce genre. Je recourus immédiatement au cathéter.

« Il rencontra le même obstacle qui avait arrêté les bougies. Pendant une ou deux minutes, je lui imprimai avec légèreté diverses directions, par suite desquelles il parut s'être engagé dans un rétrécissement. Il y était bien évidemment étreint. Une très-faible pression le lui fit dépasser, et il pénétra dans la vessie sans rencontrer d'autres difficultés.

« Je le retirai immédiatement. Le malade qui, pendant cette opération, n'avait pour ainsi dire pas souffert, urina aussitôt par un jet filiforme, mais abondamment, et il parut vider si complétement sa vessie que je me bornai à lui recommander de me faire prévenir dans le cas où les douleurs reparaîtraient.

« Le lendemain, je le trouvai en bon état, urinant comme avant l'accident qui l'avait forcé de s'aliter. Depuis lors, je ne l'ai plus sondé, car, chose assez bizarre, il n'a pas encore pu, dit-il, trouver le temps nécessaire pour se soigner. Cependant, la fréquence des envies d'uriner, l'étroitesse du jet, l'impossibilité de vider complétement sa vessie, lui démontrent chaque jour qu'avec juste raison je l'ai menacé des accidents auxquels il s'expose volontairement. »

Je suis loin de proposer comme règle générale de pratique la conduite que j'ai suivie dans ce cas ; je ne conseillerais pas de renoncer à l'introduction d'une sonde flexible dans la vessie pour rétablir le cours de l'urine. Si l'on peut espérer un semblable résultat après un simple cathétérisme, c'est certainement lorsque cette opération n'aura point nécessité de violence et n'aura point soumis la sensibilité du malade à de rudes épreuves.

Je pourrais puiser dans ma pratique particulière d'autres exemples dans lesquels j'ai eu à surmonter de plus grandes difficultés; mais nous sommes tous exposés à nous faire illusion sur la nature des difficultés que nous rencontrons. Je préfère emprunter à la publication de 1838, que je rappelais tout à l'heure, une observation qui me paraît assez intéressante :

« Le 26 septembre 1836, on apporta à l'Hôtel-Dieu le nommé Carouble, ex-sergent-major, âgé de 33 ans. Ce malade était dans l'état le plus déplorable : depuis trois jours il n'avait pu uriner, et le sang s'écoulait abondamment par l'urètre.

« Quant aux maladies qu'il avait éprouvées précédemment, voici les détails qu'il me donna avant de quitter l'hôpital; car, au moment où il y entra, vainement lui adressait-on des questions : elles restaient sans réponse.

« En 1821, il contracta une première blennorrhagie, pour laquelle il ne fit aucun traitement. Quelque temps après, il éprouva en urinant une difficulté qui augmenta progressivement et le contraignit d'entrer, en 1823, à l'hôpital maritime de Brest. On employa sans succès les injections vineuses, les bains et les bougies.

« Il fit une croisière sur les côtes du Brésil, pendant vingt et un mois, souffrant toujours de son écoulement, et ne pouvant qu'avec beaucoup de peine vider incomplétement sa vessie.

« En 1825, il revint en France, et cette affection, jugée incurable, le fit réformer de la troupe de mer.

« Cependant, il reprit du service dans l'armée de terre, et subit à Lille, pendant trois mois, un traitement mercuriel (frictions, lotions, etc.).

« Bientôt il vit se développer trois bubons à l'aine droite, des végétations à l'anus et des pustules à la tête; tout cela disparut sans traitement.

« En 1829 et 1830 il fut traité au Val-de-Grâce pour son rétrécissement et son écoulement, qui persistaient toujours. Il prit du baume de copahu, des pilules, du sirop sudorifique. Vinrent ensuite les fumigations, les bougies à demeure, la cautérisation et l'incision du canal; ce dernier moyen ne fut essayé qu'une fois.

« Après cinq mois et demi de traitement, plus malade que jamais, et n'urinant que goutte à goutte, il rejoignit son corps à Clermont en Auvergne. Il entra à l'hôpital accablé de douleurs. Ses urines étaient bourbeuses, fétides ; des bains, des sangsues et des tisanes rafraîchissantes lui procurèrent un peu de soulagement.

« A cette époque, son régiment alla à Montpellier. Il fit dans cette ville trois mois de séjour à l'hôpital : on pratiqua la cautérisation un nombre considérable de fois, puis il sortit comme il était entré.

« Enfin, en 1835, de retour dans ses foyers, ayant une nourriture saine et menant une vie moins active, ce malade souffrait un peu moins. Il n'urinait toujours qu'avec la plus grande difficulté, mais chez lui cette incommodité était devenue habituelle. Tant de traitements inutiles l'avaient découragé : il était résigné.

« Le 24 septembre 1836, il alla en partie de plaisir dîner dans un petit village, à deux lieues de Paris. A table, il but environ une bouteille de vin. Deux heures après, il éprouva un besoin pressant d'uriner qu'il ne put satisfaire. La vessie, naturellement très-sensible, s'irrita et le médecin du lieu fut appelé. Il essaya sans succès le cathétérisme avec une sonde en argent : elle ne put pénétrer ; il sortit beaucoup de sang. Le malade désira vivement retourner à Paris ; mais le mouvement de la voiture lui causait de telles angoisses que, malgré la longueur du trajet à parcourir, il préféra faire la route à pied. La nuit fut sans sommeil.

« Le 25, par trois fois, un médecin tenta sans succès de pénétrer dans la vessie avec une sonde en argent; le sang s'écoulait avec abondance.

« Le 26, cet homme se fit transporter à l'Hôtel-Dieu dans un état que, dans la note qu'il m'a remise et à laquelle j'emprunte ce récit, il qualifie d'horrible.

« Le chirurgien de garde le reçut. L'urgence était telle, qu'il crut devoir aussi essayer le cathétérisme. Il le fit avec beaucoup de ménagements, et renonça promptement à des tentatives qui renouvelaient l'hémorragie et ne paraissaient pas devoir être couronnées de succès. Un bain fut prescrit.

« Le mardi matin, à l'heure de la visite, M. Breschet, avec une sonde d'argent de deux lignes et demie de diamètre, constate un rétrécissement à trois pouces du méat. Mais, quoique la sonde ait été poussée avec beaucoup de légèreté, un jet de sang est lancé avec force au moment où on la retire pour lui substituer une bougie filiforme. Celle-ci pénètre jusqu'à cinq pouces environ ; elle ne peut dépasser ce point.

« On la fixe dans le canal, et l'on recommande au malade de tenter de l'introduire toutes les fois qu'il fera effort pour uriner.

« Mercredi 27, le malade souffre un peu moins. Quelques gouttes d'urine sont sorties par regorgement, et la vessie paraît un peu moins saillante que la veille. Du pus, mêlé de sang, s'écoule abondamment de l'urètre. (Vingt-cinq sangsues au périnée, un bain.)

« Mais cette amélioration ne devait être que momentanée. Dans la journée, l'urine se supprime de nouveau, le pouls s'accélère, la sueur augmente et les douleurs s'exaspèrent. Cet état s'aggrave encore pendant la nuit, et l'élève de garde essaie inutilement le cathétérisme avec tous les ménagements qu'exigeait la violence des douleurs.

« Le jeudi 28, à l'heure de la visite, nous trouvons le malade dans une anxiété difficile à décrire. Le pouls est petit : il bat cent vingt pulsations par minute. La sueur est visqueuse. Elle exhale fortement l'odeur urineuse. Le poids des couvertures ne peut être supporté.

« M. Breschet introduit avec la plus grande prudence une sonde ordinaire en argent. Il pense reconnaître une fausse route à trois pouces environ du méat. Beaucoup de sang s'écoule. La sonde est retirée. Une bougie filiforme ne réussit pas mieux : elle s'arrête à cinq pouces. M. Breschet essaie de franchir le rétrécissement avec les sondes les plus petites, soit en argent, soit en tissu flexible, qu'il trouve dans l'appareil. Toutes ces tentatives sont infructueuses, et, quoiqu'elles aient été faites avec la plus grande habileté, leur inutilité accroît l'exaltation du malade.

« M. Breschet juge ce cas l'un des plus graves qu'il ait rencontrés dans le cours d'une bien longue pratique. Il annonce que dans une demi-heure il fera la ponction de la vessie.

« C'est en ce moment que je le priai de tenter une dernière fois de pénétrer dans la vessie avec l'instrument que j'ai précédemment décrit. Ma proposition fut acceptée avec la plus grande complaisance.

« Je présentai donc à M. Breschet un cathéter dont la partie courbe, décrivant le quart d'un cercle de vingt lignes de diamètre, était large environ d'une ligne vers son extrémité vésicale. La tige droite n'excédait pas deux tiers de ligne en diamètre.

« Après avoir pénétré jusqu'à cinq pouces

et demi, cet instrument parut étreint dans un rétrécissement; néanmoins, il fut retiré, car son pavillon, mal fixé, laissait quelque incertitude sur la direction de sa portion courbe. Mais au moment où son extrémité fut dégagée du rétrécissement, l'urine s'écoula, et il sortit environ deux onces de ce liquide. Ce premier résultat était encourageant. Le cathéter est de nouveau introduit : son extrémité est fortement serrée dans la coarctation, mais bientôt elle la franchit, et, pour la première fois, depuis treize ans que ce malade était en traitement, on pénètre dans la vessie. »

Les détails dans lesquels je suis entré plus haut me dispenseront d'insister longuement pour prouver que, dans cette observation, le succès doit être uniquement attribué à la forme particulière de l'instrument.

Je crois donc avoir suffisamment démontré que les instruments métalliques d'un petit diamètre peuvent être d'un très-grand secours dans les cas difficiles du cathétérisme, et que leur emploi n'expose à aucun danger lorsqu'on a soin de prendre les précautions convenables.

Pour ma part, je n'hésiterai jamais à explorer,

avec un instrument rigide de 3 millimètres à son extrémité vésicale, l'urètre le plus difficile à parcourir ; mais je n'ai jamais cru devoir descendre au-dessous de cette limite.

*De l'emploi des cathéters cylindriques.* — Lorsque l'on emploie les instruments métalliques d'un petit diamètre dans le seul but de dilater les rétrécissements, la question se simplifie beaucoup. Ici, en effet, il y a rarement lieu d'hésiter sur la route à suivre, et les instruments cylindriques dans toute leur longueur sont les plus convenables ; ce que, du reste, je me propose de démontrer dans un autre article.

On m'a souvent demandé à quel moment, dans le traitement des rétrécissements, il convient d'avoir recours aux bougies métalliques. Je serais fort embarrassé pour répondre d'une manière absolue à cette question.

Les rétrécissements durs, anciens, cautérisés un grand nombre de fois ou formés par les tissus de cicatrice qui succèdent aux blessures, présentent les conditions les plus favorables à l'emploi des bougies métalliques dans les premiers temps du traitement. Cependant, même dans les cas de ce genre, je ne me suis jamais servi d'un diamètre inférieur à 3 millimètres et demi.

S'agit-il, au contraire, d'un rétrécissement mou, récent ou qui n'a pas encore été traité, je préférerai les bougies flexibles, cylindriques et à courbure fixe; et je n'aurai recours aux bougies métalliques, que dans la dernière période, après avoir atteint un diamètre de 7 à 8 millimètres.

*De l'emploi des cathéters coniques.* — Quelle part ferons-nous maintenant aux bougies métalliques de forme conique? Maintes fois j'ai signalé les inconvénients qui leur sont propres. Elles rendent incertain, hasardeux le cathétérisme déjà difficile nécessité par les rétentions d'urine.

Les emploie-t-on comme corps dilatants: arrêtées par une résistance, elles transmettent à la main les sensations les plus vagues. On ignore par quels points elles sont arrêtées et sur quelles parties portera la pression imprimée à leur pavillon.

Cependant, quoiqu'il soit irrationnel de pratiquer avec elles un cathétérisme qui présente la moindre difficulté, elles peuvent parfois être utilisées dans quelques circonstances spéciales.

Dans un Mémoire publié en 1845 (*Réflexions et observations sur le traitement des rétrécissements*), j'ai proposé un mode de traitement que, depuis plus de six ans, j'ai appliqué sans exception à tous les rétrécissements que j'ai rencontrés.

Il consiste à *ne* plus laisser, même dans un temps très-court, les bougies dans un rétrécissement, dès que son diamètre est au-dessus de 3 ou 4 millimètres. La dilatation est alors obtenue par l'introduction successive, dans une même séance, de plusieurs bougies différant fort peu de diamètre.

Il faut avoir expérimenté soi-même cette méthode pour bien comprendre avec quelle puissance et quelle innocuité elle s'applique, même aux rétrécissements durs et fibreux.

Mais, pour réussir, on doit, avec une scrupuleuse attention, s'abstenir de développer de l'irritation dans l'urètre, soit en rapprochant trop les séances du cathétérisme, soit en débutant par un instrument assez volumineux pour rencontrer une résistance sérieuse.

Dans les cas difficiles, je commence par un

cathéter inférieur de cinq ou six numéros à celui par lequel j'ai terminé la dernière séance.

J'ai dit ailleurs que ces introductions successives n'étaient pas, pour le malade, un inconvénient ; presque toujours la première bougie développe plus de sensibilité que toutes les autres ensemble.

On peut ici, pour diminuer le nombre des introductions préparatoires, et disposer le rétrécissement à recevoir les instruments qui doivent le dilater, se servir de bougies légèrement amincies à leur extrémité; mais il faut promptement les abandonner dès que l'on approche du diamètre réel de la stricture.

J'ai fort peu de foi dans la guérison radicale des rétrécissements. Pour moi, un malade n'est guéri qu'autant qu'il veut bien prendre le soin de s'introduire dans l'urètre, à des intervalles de plus en plus éloignés, des instruments d'un gros calibre.

A moins qu'il n'existe des contre-indications particulières, je choisis, pour cet usage, les bougies métalliques. Pour rendre aux malades la tâche plus facile, pour éviter qu'ils ne soient arrêtés par des difficultés qu'ils ne doivent jamais tenter de surmonter, je leur conseille de commencer par introduire une ou deux bougies d'un numéro inférieur au cathéter qui a terminé le traitement. Celles-là peuvent, sans inconvénient, être un peu amincies à leur extrémité. Mais il n'en est pas de même de la dernière; car deux bougies d'un même diamètre, l'une conique, l'autre cylindrique, produiront, au point de vue de la dilatation, des effets essentiellement différents.

En résumé :

1° Les bougies métalliques d'un petit diamètre, lorsqu'on les emploie pour pratiquer un cathétérisme difficile, principalement dans les cas de rétention d'urine, doivent être plus volumineuses à leur extrémité que dans le reste de leur longueur.

Sous cette forme, elles n'exposent pas le malade à plus d'accidents, et ne lui occasionnent pas plus de douleur que les bougies flexibles.

2° La forme régulièrement cylindrique est celle qui convient le mieux aux bougies métalliques appliquées à la dilatation des rétrécissements.

3° Enfin, la forme conique sera réservée

pour ces cas d'une simplicité telle que, pour pénétrer dans la vessie, l'opérateur ne puisse rencontrer dans l'urètre aucune résistance.

(*Extrait du Journal de chirurgie, n° de novembre* 1846.)

www.ingramcontent.com/pod-product-compliance
Lightning Source LLC
LaVergne TN
LVHW050507160826
845677LV00003B/999

* 9 7 8 2 3 2 9 6 4 1 4 2 3 *